DES

COSMÉTIQUES

AU POINT DE VUE

DE L'HYGIÈNE

ET DE LA POLICE MÉDICALE.

EXTRAIT

DES

ANNALES D'HYGIÈNE PUBLIQUE ET DE MÉDECINE LÉGALE,

2ᵉ SÉRIE, 1862, T. XVIII.

Journal rédigé par : MM. Andral, Boudin, Brierre de Boismont,
Chevallier, Devergie, Fonssagrives, Gaultier de Claubry, Guérard,
Michel Lévy, Mêlier, P. de Pietra-Santa, Ambr. Tardieu, Trebuchet,
Vernois, Villermé.

Avec une *Revue des travaux français et étrangers*, par M. le docteur
Beaugrand.

Publié depuis 1829, tous les trois mois, par cahiers de 250 pages avec planches.

PRIX DE L'ABONNEMENT :

Pour Paris : 18 fr. par an. — Pour les départements (*franco*) : 20 fr.

On s'abonne à Paris, chez J.-B. BAILLIÈRE et FILS, 19, rue Hautefeuille.

Paris. — Imprimerie de L. MARTINET, rue Mignon, 2.

DES

COSMÉTIQUES

AU POINT DE VUE

DE L'HYGIÈNE

ET DE LA POLICE MÉDICALE

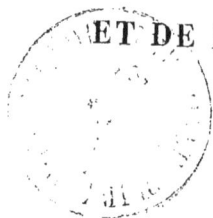

PAR

O. REVEIL,

Professeur agrégé à la Faculté de médecine
et à l'École de pharmacie.

———◦⟨⟩⟨⟩◦———

PARIS

J.-B. BAILLIÈRE ET FILS,

LIBRAIRES DE L'ACADÉMIE IMPÉRIALE DE MÉDECINE,

Rue Hautefeuille, 19.

1862

DES
COSMÉTIQUES

AU POINT DE VUE

DE L'HYGIÈNE

ET DE LA POLICE MÉDICALE.

———

On peut remarquer dans notre législation des anomalies
fàcheuses. Qu'un ouvrage, un livre, une publication quelcon-
que soient entachés d'immoralité, que le ministère public, sur-
veillant actif des délits commis par la voie de la presse,
découvre dans un travail de ce genre des idées, des doctrines
capables de pervertir le sentiment public, et porter pour
ainsi dire atteinte à sa santé morale, le corps du délit est
aussitôt saisi, retiré de la circulation par les moyens nombreux et puissants dont disposent les dépositaires de l'autorité, l'auteur est poursuivi, et si l'accusation est démontrée, il
est sévèrement puni.

En est-il de même pour les atteintes portées à la santé des
citoyens?

Nullement, nous voyons à chaque instant dans les colon-
nes des journaux, dans les affiches, dans les prospectus dis-

———

(1) Mémoire sur lequel il a été fait un rapport par M. Trebuchet,
inséré dans le *Bullet. de l'Acad. de méd.* Paris, 1862, t. XXVII, p. 865 à 876.

tribués sur la voie publique, voire même par les soins de la poste, des préparations annoncées avec grand fracas et qui non-seulement ne peuvent pas produire les effets qu'on en promet, mais encore qui *doivent infailliblement* causer dans l'organisme des malheureux et toujours crédules malades des désordres sérieux.

Pour que les charlatans impudents qui trompent et empoisonnent le public, soient poursuivis, on attend que la victime se plaigne, c'est-à-dire que l'empoisonnement soit accompli. Est-ce que les victimes peuvent se plaindre? Est-ce qu'elles peuvent savoir au juste d'où vient le mal nouveau qu'elles ressentent? Est-ce que les effets lents mais sûrs des poisons administrés à petites doses peuvent être facilement reconnus par les crédules ignorants qui veulent teindre leurs cheveux, blanchir leur peau et regarnir leur front dénudé?

Ne poursuivre ces empoisonnements que sur les plaintes des empoisonnés, c'est vouloir ne les poursuivre jamais.

Et cependant, lorsqu'on lit ces annonces perfides, qu'on analyse les préparations menteuses qu'elles préconisent, il ne reste aucun doute sur leurs effets désastreux. La science nous fournit à ce sujet une certitude absolue.

Qui donc préviendra le public ignorant, si l'Etat qui est chargé de veiller à la sécurité publique, ne prend pas ce soin-là? Qui est-ce qui a le droit de visiter à toute heure les fabriques de cosmétiques et les établissements où ils se vendent? L'Etat. Qui est-ce qui a constamment à sa disposition des hommes capables de constater avec certitude si les choses fabriquées et vendues sont dangereuses pour la santé publique? L'État. Qui donc la société a-t-elle armé de puissants moyens de répression dans l'intérêt de tous? C'est encore l'Etat (1).

Pourquoi donc alors l'État reste-t-il désarmé en présence

(1) La loi du 21 germinal an XI et les décrets et ordonnances plus récent règlent les visites à faire annuellement aux pharmaciens, droguistes, hèr-

de l'empoisonnement permanent produit par des préparations affichées sur les murs des villes et à la quatrième page
des journaux?

Il est évident qu'il y a à ce sujet des mesures urgentes à
prendre par l'administration, en vue de la santé publique
menacée.

On supprime avec juste raison le poison destiné à l'âme, il
faudrait aussi supprimer les poisons destinés au corps. Ce
sont ces considérations qui nous ont déterminé à appeler
l'attention de l'Académie sur les cosmétiques.

On désigne sous le nom de *cosmétiques* des substances destinées à entretenir la beauté du corps humain; c'est du
moins la définition qui découle de l'étymologie du mot : ces
produits reçoivent chaque jour des applications très variées;
il est donc d'un grand intérêt pour la santé publique d'étudier la composition de ces préparations, qui peuvent exercer
une action nuisible sur l'économie, d'autant plus qu'elles
sont vendues et employées sans mesure et sans contrôle.

Un certain nombre de parfumeurs ayant été récemment
poursuivis pour vente de cosmétiques nuisibles à la santé, et
ayant été chargé par l'autorité judiciaire d'analyser plusieurs
de ces produits, nous avons pensé qu'il y avait intérêt à appeler l'attention des médecins sur quelques-uns de ces produits, dont l'usage peut être accompagné de dangers réels,
comme nous en citerons des exemples.

Disons d'abord quelques mots de la législation qui régit la
matière. Dans une circulaire du ministre de l'intérieur, en
date du 16 avril 1828, il est dit : « Je sais qu'un grand nombre
de distributeurs de remèdes secrets cherchent à éluder le

boristes et épiciers, et les ordonnances de police prescrivent les visites
chez les marchands de comestibles et les débitants de boissons ; pour les
raisons qui ont motivé ces visites, nous pensons que partout où il peut y
avoir danger pour la santé publique l'administration doit intervenir.
(Voyez Guibourt, *Manuel légal des pharmaciens.* Paris, 1852, p. 7.)

vœu de la loi en donnant à ces prétendus remèdes le nom de *cosmétiques* ou quelque autre dénomination analogue ; mais on ne doit pas s'en laisser imposer par ces mots. Si les préparations dont il s'agit sont de véritables cosmétiques, on ne doit leur attribuer aucune propriété médicale ; si on les recommande comme efficaces dans le traitement de certaines maladies, ce sont des remèdes qui sont compris dans les dispositions de l'article 36 de la loi du 21 germinal an XI. »

Une ordonnance de police concernant les remèdes secrets, en date du 21 juin 1828, interdit aux pharmaciens, marchands droguistes et *autres*, d'annoncer des remèdes secrets au moyen d'écriteaux, affiches, prospectus ou avis dans les journaux. La même ordonnance ajoute : « Il est également défendu de vendre ou d'annoncer aucune préparation pharmaceutique indiquée comme préservatifs de maladies ou d'affections quelconques, et qu'ils désigneraient sous la dénomination de *cosmétiques*. » Nous cherchons à démontrer dans ce travail qu'un nombre considérable de cosmétiques vendus et annoncés renferment des substances toxiques les plus énergiques, qui peuvent exercer une action fâcheuse, soit sur la peau, soit sur toute l'économie, et qu'à notre avis, le débit des cosmétiques doit être l'objet d'une surveillance active, comme l'est celui des drogues et des préparations pharmaceutiques.

L'usage des cosmétiques et des parfums remonte aux temps anciens ; les médecins ne dédaignaient pas de s'en occuper ; Hippocrate, Celse, Galien, Paul d'Égine, Pline, ont donné un grand nombre de formules de cosmétiques ; Ovide, Martial, Suétone, Juvénal, en parlent dans leurs ouvrages. Parmi les auteurs modernes qui se sont occupés de l'histoire des cosmétiques chez les anciens, il faut citer l'abbé Barthélemy (1) et M. Ch. Dezobry (2). En Allemagne, il a été publié

(1) *Voyage du jeune Anacharsis en Grèce.*
(2) *Rome au siècle d'Auguste.*

un grand nombre de travaux sur cette partie de l'hygiène, par Wedel, Bergen, Tromsdorff, Fritner, etc. En France, Florance Rivault a publié l'*Art d'embellir;* Lecamus-Aldeker, l'*Art de conserver la beauté;* Bacher, un *Traité sur les fards,* etc.

Les Romains établissaient une distinction entre les résultats que l'on cherchait à obtenir ; ce qui était relatif à l'hygiène, à l'embellissement du corps, constituait l'*ars ornatrix* ou *cosmétique,* tandis que l'art de corriger les imperfections naturelles ou de réparer les outrages du temps, constituait l'*ars fucatrix* ou *commotique* (1).

Les parfums qui étaient compris dans l'*ars ornatrix* ne comprenaient aucune substance toxique : c'étaient le lys, l'iris, le narcisse, la marjolaine et les roses de Pæstum, de Phaselis ou de la Campanie; le jonc odorant (*schœnus*) ou schénanthe de nos jours ; le *malabatrum,* le *telinum,* l'*opobalsamum* et le *carpobalsamum ;* les *nards,* le *cinnamome (cinnamomum*), qui n'est pas la cannelle, comme on pourrait le penser, car celle-ci est désignée sous le nom de *casia.* Parmi les substances employées, une seule appartient à la classe des poisons, nous voulons parler de l'*œnanthe.*

Dans la *commotique* ou *ars fucatrix* se trouvaient compris les *philocomes.* Pline en cite plusieurs : ainsi, pour noircir les cheveux, on employait l'*arroche sauvage,* les *lentilles,* le *millepertuis,* le *vin de myrte,* les feuilles de *cyprès,* le *capillaire,* la sauge des bois, la pelure d'oignon, etc. (2). Le *poireau* était considéré comme aphrodisiaque ; en outre, sa pelure bouillie servait à teindre les cheveux ; on le regardait encore comme excellent pour embellir la voix et faciliter le sommeil.

On empêchait les cheveux de blanchir avec un liniment composé d'huile et de cendres de ver de terre. La graisse

(1) J. Rouyer, *Études médicales sur l'ancienne Rome.*
(2) Rouyer, *loc. cit.*

d'ours, la sauge mêlée aux baies de myrte prévenaient la calvitie. Nous n'en finirions pas si nous voulions énumérer toutes les substances auxquelles on attribuait des propriétés les plus extraordinaires ; nous voulons seulement constater que, parmi ces substances, pas une n'était vénéneuse.

La même diversité existe lorsqu'on examine les substances employées pour blanchir la peau : c'étaient l'*helenium* (aunée), le lait d'ânesse, les céréales, la farine de fèves, etc. Quant aux fards, dont il est également question dans les poëtes latins, ils étaient faits surtout avec la craie et rarement la céruse.

> Indomitam properat rabiem sedare ; neque illi
> Jam manet humida creta, colorque
> Stercore fucatus crocodili (1).

« Elle s'agite, et la craie qui couvre son visage tombe avec le fard fourni par les excréments du crocodile. » (Dr Rouyer, *loc. cit.*)

Ovide signale la céruse comme étant employée à blanchir la peau.

Les épilatoires étaient en grand honneur chez les Romains ; les moyens les plus employés pour enlever les poils étaient l'usage de préparations spéciales nommées *psilothrum* et *dropax*. On épilait la face, le front, les aisselles, les bras, les mains, les jambes.

Pline indique plusieurs substances comme épilatoires, notamment le suc de tithymale mêlé à l'huile, le sang et la cervelle de chauve-souris, le fiel et la cendre de hérisson, etc.; mais tout le monde est d'accord aujourd'hui pour reconnaître que l'on doit ajouter peu de foi aux faits avancés par Pline, surtout lorsque, comme c'est ici le cas, ces faits sont reconnus faux par l'expérience.

(1) Horace, *Epodes* XII.

Il est certain que si les substances dont nous venons de parler avaient joui des propriétés qu'on leur attribuait, on n'aurait pas cherché à leur en substituer d'autres, et nous n'aurions pas à signaler aujourd'hui des accidents produits par des substances toxiques employées comme cosmétiques.

La loi du 21 germinal an XI dit, art. 34 : « Les substances vénéneuses, et notamment l'arsenic, le réalgar, le sublimé corrosif, etc., seront tenues, dans les officines des pharmaciens et boutiques des épiciers, dans des lieux sûrs et séparés, etc. »

Mais la loi de germinal an XI a été modifiée, quant à la vente des poisons, par celle du 19 juillet 1845 et par l'ordonnance du 29 octobre 1849 ; celle-ci dit, art. 54 : « La vente des substances vénéneuses ne peut être faite, pour l'usage de la médecine, que par les pharmaciens et sur la prescription d'un médecin, chirurgien, officier de santé ou d'un vétérinaire breveté. »

Cette prescription doit être datée, signée, et énoncer en toutes lettres la dose desdites substances, ainsi que le mode d'administration du médicament.

Art. 6. « Les pharmaciens transcrivent lesdites prescriptions, avec les indications qui précèdent, sur un registre établi dans la forme déterminée par le paragraphe 1er de l'art. 3. »

Ces transcriptions devront être faites de suite et sans aucun blanc.

Art. 9. « Les préparations mentionnées dans l'article précédent ne pourront être vendues ou délivrées que par les pharmaciens, et seulement à des personnes connues et domiciliées. »

Il va sans dire que les contrevenants sont sévèrement punis.

Voyons maintenant si, sous le nom de cosmétiques, on déguise des remèdes secrets, et si ces cosmétiques renferment des substances toxiques : faisons d'abord un relevé des formules contenant des substances vénéneuses, qui sont insérées dans le *Manuel du parfumeur* (1).

Le *Manuel du parfumeur* comprend 65 formules renfermant des substances vénéneuses, parmi lesquelles nous ne comptons ni l'oxyde de zinc, ni l'éther et le chloroforme, ni l'alun cristallisé ou calciné, qui certainement peuvent produire des accidents graves dans beaucoup de cas. Ces 65 poisons sont les suivants :

	Nombre des formules.
Préparations arsenicales	5
— de plomb	6
— de nitrate d'argent	4
— mercurielles	5
Sulfate de zinc	5
Chaux vive	3
Hypochlorite de chaux	4
Acide sulfurique libre à dose élevée	1
Acide oxalique libre	1
Émétique	1
Sel ammoniac à forte dose	5
Camphre en grande quantité	5
Essence d'amandes amères (en proportions considérables)	4
Coloquinte	1
Tabac	1
Opium ou laudanum	6
Scille	1
Colchique	2
Ciguë	1
Sulfate de quinine	2
Cantharides	2
	65

Il nous suffira, pour faire comprendre le danger de ces formules, et les contraventions à l'exercice de la médecine et de la pharmacie, d'en signaler quelques-unes.

(1) *Encyclopédie Roret.*

Page 228 :

Vinaigre résolutif et fondant pour guérir les cors et les verrues.

« Mêlez par égales parties du nitrate acide de mercure, et du vinaigre rouge coloré par l'orcanette ; cette addition a pour but de déguiser le nitrate acide de mercure aux acheteurs. » (*Observation du manuel.*)

Page 227 :

Squames de scille sèches.....	1	partie.
Bon vinaigre rouge..........	12	—
Alcool...................	1/2	—

5 ou 6 gouttes dans un verre d'eau pour se gargariser lorsqu'on a besoin de parler ou de chanter en public. Le vinaigre de colchique employé au même usage est préparé avec parties égales de vinaigre rouge et de *racine de colchique*. On fait digérer à une douce chaleur *pendant deux jours*.

Nous citons ces deux formules pour faire voir qu'elles diffèrent très peu des mêmes préparations formulées au *Codex*, et dont la préparation est exclusivement réservée aux pharmaciens et la prescription aux médecins.

Pâte antiminérale, anti-extractive pour les dents.

Potasse caustique....................	27
Acide sulfurique....................	12
Ammoniaque liquide................	5

Il suffit de jeter un coup d'œil sur cette formule pour reconnaître la stupidité de sa rédaction, et le danger qu'il y aurait à l'exécuter lorsqu'on ne prendrait pas les précautions convenables.

A la page 266, sous le nom de produits pharmaceutiques du parfumeur, on trouve des préparations qui ne devraient pas sortir de l'officine du pharmacien. Nous signalerons notamment les suivantes :

Eau contre la migraine.

Ammoniaque............	125	grammes.
Camphre..............	60	—
Essence d'anis............	30	—
Alcool.................	500	—

Faire respirer cette eau et en appliquer des compresses sur le front, c'est certainement un rubéfiant qui doit souvent produire la vésication.

Page 272 :

Eau contre la gerçure des mamelles.

Sulfate d'alumine........	4	grammes.
Sulfate de zinc..........	15	—
Sous-borate de soude.......	0,21	
Eau de rose............	125	—

Eau pour fortifier la vue.

Dans un demi-litre d'eau de rivière, mettez dissoudre 0,32 de sulfate de zinc et 1,60 d'iris de Florence en poudre (pour 10 centimes de l'un et de l'autre), etc., etc.

Or, pour 10 centimes on peut avoir 30 grammes et plus de sulfate de zinc. Nous disons ceci afin de faire voir avec quelle négligence ces formules sont rédigées.

Infusé de roses composé. (Pharmacopée de Londres.)

Roses rouges.........	12	grammes.
Acide sulfurique dilué ?.	6	—
Sucre...............	24	—
Eau bouillante.......	500	—

Se prend par quart de verre pour combattre les hémorrhagies.

Nous comprenons que le *Manuel du parfumeur* renferme des formules d'eaux et d'alcoolats aromatiques, voire même des pastilles pour *désinfecter l'haleine*, mais des liniments

pour les *gerçures des mamelons*, des pommades pour la gué-
rison des loupes et des tumeurs, c'est de la pharmacie pure,
et de pareilles préparations ne doivent être exécutées que par
des pharmaciens, sur prescription du médecin.

Un autre fait qui nous frappe, et qui nous paraît être en
contradiction formelle avec la loi, c'est que la plupart de ces
préparations sont brevetées. Or les remèdes ne sont pas brevetables, et toute chose doit être considérée comme un médicament lorsqu'on lui attribue une action thérapeutique quel-
conque, et à plus forte raison lorsqu'il s'agit de substances
et de préparations qui peuvent être nuisibles à la santé.

C'est en vain que l'on invoquerait la mode pour justifier
l'usage de certains cosmétiques. Le public intelligent comprendra toujours que là où il y a un danger réel, la mode
cesse de régner en souveraine, et que l'hygiène reprend tous
ses droits; d'ailleurs n'est-ce pas au médecin qu'il appartient
d'éclairer tout le monde, c'est-à-dire tout à la fois les con-
sommateurs, les fabricants et les marchands, car ceux-ci pè-
chent presque toujours par ignorance, mais c'est à l'autorité
compétente, gardienne vigilante de la santé publique, que
nous nous adressons.

C'est donc au double point de vue de l'hygiène et de la police médicale que nous envisageons la question qui nous oc-
cupe. Parfaitement désintéressé dans la question, pharmacien
sans officine, médecin n'exerçant pas la médecine, nous
sommes en position de tout dire sans qu'on nous suspecte de
partialité et d'égoïsme.

Nous avons déjà dit que nous voulions chercher à démontrer que le plus grand nombre des cosmétiques contiennent
des poisons violents capables de déterminer des accidents
graves, et qui pourraient devenir des instruments de crime;
nous ajouterons que les substances les plus inoffensives peuvent présenter quelques inconvénients pour la santé lorsqu'elles sont mal appliquées; enfin, nous ferons voir qu'un

grand nombre de cosmétiques sont évidemment frauduleuse-
ment falsifiés, de manière à constituer une tromperie sur la
nature et la quantité de la marchandise vendue, délit prévu
par la loi du 1ᵉʳ avril 1851.

Les produits sur lesquels nous avons opéré, ont été pris
dans un grand nombre de magasins ; on comprendra la ré-
serve que nous devons apporter dans la désignation des parfumeurs. Quant à ceux qui annoncent leurs produits par la
voie des journaux, en leur attribuant presque toujours des
propriétés chimériques qui trompent le public sur la nature
et les vertus de ces produits, nous n'avons aucun ménage-
ment à garder avec eux.

Le nombre des cosmétiques est tellement considérable, qu'il
est indispensable de les étudier dans un certain ordre ; nous
adoptons celui qui a été indiqué par M. le docteur Ménière,
dans sa thèse de concours pour la chaire d'hygiène (Paris,
1837).

HUILES, POMMADES, SAVONS.

Ce n'est pas ici le lieu d'insister sur les désavantages que
peuvent avoir les pommades et huiles destinées à être appliquées
sur les cheveux, et les inconvénients qu'elles peuvent présenter
dans quelques cas ; ces huiles et ces pommades ont donc peu
d'importance en hygiène, nous ferons remarquer cependant que
les corps gras rancissent facilement et deviennent irritants, et
peuvent souvent déterminer des phlegmasies chroniques graves.

Nous n'insisterons pas non plus sur les savons de toilette ;
toutefois nous ferons remarquer qu'il devrait être défendu
d'annoncer que les savons renferment des substances qu'on
n'y a jamais fait entrer : nous citerons en particulier les savons
dits *de laitue*, de *suc de laitue*, de *thridace*, de *lactucarium*,
qui ne renferment ni laitue, ni aucun de ses produits ; mais
ce qui est beaucoup plus grave, c'est que ces savons sont an-

noncés comme ayant été reconnus par l'*Académie de méde-cine de Paris* (savon de suc de laitue, lactucarium), qu'ils ont été soumis à l'examen des plus célèbres docteurs en *chimie médicale* (savon de thridace); un autre annonce que son savon est le seul *approuvé par les membres de la Faculté de médecine de Paris*, et que *les membres de l'Académie de médecine ont reconnu* et approuvé ce savon, etc. Nous n'en finirions pas si nous voulions rapporter tous les mensonges que contiennent les prospectus contre lesquels le corps médical et l'Académie de médecine n'ont jamais élevé la voix.

Ces prétendus savons au suc de laitue, à la thridace, etc., sont tous colorés en vert par du sesquioxyde de chrome, il n'y a donc là aucun danger pour la santé publique; mais il n'en est pas de même des savons roses qui doivent leur coloration au vermillon (bisulfure de mercure); on retrouve ce même corps dans certaines *poudres de savon pour la barbe*; dans quelques-unes de celles-ci nous avons constaté jusqu'à 20 pour 100 de matières minérales étrangères (talc, plâtre, craie).

Nous avons eu à examiner récemment des savons très com-muns, vendus à vil prix; leur coloration variait du brun rou-geâtre au vert foncé; ils étaient mous, leur réaction était fortement alcaline; nous avons constaté que quelques-uns ren-fermaient jusqu'à 30 pour 100 de corps insolubles (craie ou plâtre); de plus, ils contenaient des matières animales azotées, non saponifiées; aussi répandaient-ils une odeur des plus infectes lorsque leur solution était abandonnée au contact de l'air; chauffés avec la chaux sodée, nous avons trouvé que la quantité d'azote contenu dans ces savons variait de 2 à 5,5 pour 100; ainsi non-seulement ces savons que l'on emploie dans les lavoirs publics peuvent avoir une action fâcheuse sur la santé, par suite de leur putréfaction; mais encore l'acheteur est trompé, car on lui vend une substance qui peut renfermer jusqu'à 30 pour 100 de matières inertes.

Il est une habitude assez généralement répandue qui peut

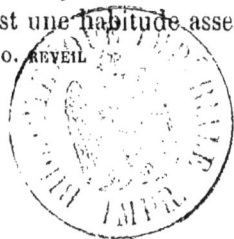

O. REVEIL. 2

avoir des inconvénients assez sérieux, c'est de faire succéder
à l'usage du savon pour la barbe, celui d'eau renfermant des
vinaigres dits de toilette. La peau imprégnée d'eau de savon,
étant lavée avec un liquide acide, il en résulte une décompo-
sition, et les acides gras du savon insolubles dans l'eau ne
peuvent plus être enlevés par les lavages ; ils rancissent sur
place et déterminent ces phlegmasies chroniques que l'on
attribue au *feu du rasoir* et qui n'ont, dans le plus grand
nombre des cas, d'autre origine que celle que nous venons
d'indiquer ; il faut donc enlever l'eau de savon avec de l'eau
pure ou additionnée d'esprits aromatiques.

Les préparations employées pour noircir les cheveux étaient
usitées chez les anciens ; on attribue cette propriété à des substances les plus bizarres, telles que liniment composé d'huile
et cendre de ver de terre ; à la cendre des parties génitales
d'un âne broyées avec de l'huile et du plomb. Les prostituées
de Rome teignaient leurs cheveux en jaune ou en bleu ; Pline
rapporte que les femmes noircissaient leurs sourcils avec des
œufs de fourmis, et Juvénal mentionne un moyen encore
pratiqué à notre époque, et qui consiste à teindre les cils avec
une aiguille noircie à la fumée.

De nos jours les Orientaux, et notamment les Persans, jeunes
et vieux, teignent leurs cheveux ; M. Trousseau nous a remis
il y a trois ans deux sacs de poudre servant à cet usage ; ils
lui avaient été donnés par l'ambassadeur Ferou-Kan. La première de ces deux poudres est jaune brunâtre ; délayée dans
l'eau elle donne une infusion jaunâtre, riche en tannin, elle
teint les cheveux blancs en *jaune rougeâtre rouillé ;* la seconde
poudre présente une couleur gris bleuâtre, elle donne avec
l'eau une teinture bleu salé ; si on y plonge les cheveux blancs,
ils acquièrent une belle couleur bleue. Nous ne savions pas
trop comment on pouvait employer ces poudres à teindre les
cheveux, lorsqu'il y a peu de temps j'appris de Son Excel-
lence Achmet-Vefik-Effendi, ambassadeur de l'empire otto-
man, qu'il fallait employer ces deux poudres l'une sur l'autre,

c'est-à-dire d'abord la jaune, puis la poudre bleue ; j'essayai d'après ce procédé et j'obtins des cheveux d'un noir magnifique.

D'après nos recherches la poudre jaune est certainement du henné *Lawsonia inermis* (salicariées), très employé en Orient à divers usages ; quant à la seconde, désignée en Perse sous le nom de *rang*, il nous a été impossible de recueillir le moindre renseignement sur elle, c'est très probablement une plante indigofère. Chez nous les substances employées pour colorer les cheveux sont de deux sortes : 1° des corps gras mélangés à du noir de fumée, du charbon de Liége, etc. (melanocome); 2° des solutions métalliques d'argent, de cuivre, de plomb, ou bien des poudres dans lesquelles entrent ces métaux.

Nous avons analysé un grand nombre de ces préparations, voici les résultats obtenus :

1° *Eau d'Afrique pour teindre les cheveux, de M.....*

Dans une boîte de carton nous trouvons trois flacons dont un (le n° 2) est bouché à l'émeri, chacun des flacons contient 35 grammes d'un liquide incolore.

Le flacon n° 1 contient une solution d'azotate d'argent pur.
— n° 2 — une solution de monosulfure de sodium avec traces de polysulfure.
— n° 3 — une solution aromatisée d'azotate d'argent.

Analyse quantitative. — 8^{gr},3 de la solution n° 1 évaporée dans une capsule à une très douce température et à siccité, en ayant le soin d'ajouter à la fin une goutte d'acide azotique nous obtenons un résidu pesant 0,25, ce qui correspond à 3,10 d'azotate d'argent pour 100.

Une petite quantité de la même liqueur fut traitée par un excès d'acide chlorhydrique, et après avoir séparé par filtration le chlorure d'argent, le liquide incolore chauffé s'est évaporé sans aucun résidu.

Le flacon n° 2 contenait du sulfure de sodium ; nous en avons déterminé la proportion au moyen d'une solution titrée d'iode, et nous avons trouvé :

$$\text{Sulfure de sodium anhydre} \dots \dots \quad 7,60$$
$$\text{Eau} \dots \dots \dots \dots \dots \dots \quad 92,40$$

Le flacon n° 3, 10 grammes de cette liqueur contenant de l'azotate d'argent ayant été évaporés ont laissé un résidu sec pesant 0,31, elle est par conséquent faite avec :

$$\text{Azotate d'argent} \dots \dots \dots \dots \quad 3,10$$
$$\text{Eau aromatisée} \dots \dots \dots \dots \quad 96,90$$

2° *Eau de la Floride, de G....*

Le prospectus annonce que cette eau n'est pas une teinture, *fait bien essentiel à constater, composée de sucs de plantes exotiques et bienfaisantes*, etc. Certains journaux par leurs honteuses réclames se sont rendus complices de cet affreux charlatanisme, l'un d'eux recommande l'eau de la Floride « qui rend à la chevelure sa couleur primitive, sans en altérer la nuance, et prodige ! sans causer le moindre inconvénient, car elle n'est composée que du *suc des plantes*, et n'a rien de commun avec les teintures vulgaires dont les propriétés nuisibles ont de si funestes ré-ultats ».

Ainsi voilà un journal qui reconnaît qu'un grand nombre de teintures ont des propriétés nuisibles, et qui recommande un liquide composé de sucs de plantes : or voici ce que contient ce liquide.

L'eau de la Floride est incolore, elle a une saveur sucrée et une odeur de roses, au fond de la bouteille on trouve un précipité blanc jaunâtre ; l'analyse qualitative nous démontre qu'elle contient :

De la fleur de soufre, de l'oxyde de plomb, de l'acide acétique et de l'eau de rose.

Analyse quantitative. — Une personne qui avait éprouvé quelques accidents qu'elle attribuait à l'usage de l'eau de la Floride, nous remit un flacon contenant 46 grammes de cette eau. Le précipité de soufre desséché pesait 1,22 : 7,66 de liqueur donnent 0,135 de sulfure de plomb sec, soit 0,810 pour toute la liqueur, correspondant à 1,282 d'acétate neutre de plomb ; on peut donc attribuer à l'eau de la Floride la composition suivante :

Acétate neutre de plomb..... 2,786
Soufre................... 2,652
Eau de rose............... 94,562

On nous a assuré qu'on avait trouvé dans l'eau de la Floride du mercure, celle que nous avons examinée n'en renfermait certainement pas.

Ajoutons que la valeur vénale de l'eau de la Floride peut être évaluée à 40 centimes, soit avec le flacon et le conditionnement 80 centimes le flacon, se vend 10 francs ! ! !

3° *Eau de B..., chimiste.*

Dans une boîte de carton on trouve trois flacons.

N° 1. Liqueur d'un bleu foncé, d'une odeur ammoniacale très prononcée, étiquetée *fluide transmutatif.*

Ce liquide forme, avec l'acide chlorhydrique, un précipité blanc insoluble dans l'acide azotique froid et bouillant, soluble dans l'ammoniaque ; la liqueur filtrée pour séparer le chlorure d'argent formé, présente une coloration bleue, elle précipite en noir par l'hydrogène sulfuré, en brun marron par le ferrocyanure de potassium.

Le chlorure de baryum détermine dans la liqueur un précipité de sulfate de baryte, et la liqueur évaporée à siccité, traitée par l'acide sulfurique et la tournure de cuivre, dégage des vapeurs nitreuses ; conséquemment cette liqueur contient :

Du nitrate d'argent ammoniacal, du sulfate de cuivre ammoniacal.

Analyse quantitative. — 10 grammes d'eau de B... traitée par l'acide chlorhydrique, le précipité, lavé séché et pesé, donne 0,49 de chlorure d'argent, ce qui correspond à 5,805 d'azotate d'argent pour 100 de liqueur.

Flacon n° 2, étiqueté aussi *liquide transmutatif.* Dans un flacon bouché à l'émeri, nous trouvons 30 grammes environ d'un liquide incolore, d'une odeur d'œufs pourris très prononcée, d'une saveur sulfureuse caractéristique; les résultats démontrent que le liquide est formé d'une solution de protosulfure de sodium; 4 grammes de cette liqueur, traités par une solution titrée d'iode, absorbent 0,48 de ce métalloïde, soit sur 100 grammes, 12,00 d'iode correspondant à 3,71 de protosulfure de sodium ; ce liquide est donc composé ainsi qu'il suit :

Sulfure de sodium anhydre..... **3,71**
Eau...................... 96,29

Nous ferons remarquer toutefois que le protosulfure de sodium cristallisé du commerce contient presque toujours un excès d'acide sulfhydrique, et qu'il est très probable que c'est ce sel qui a été employé pour préparer la solution. Ajoutons aussi qu'il contient 9 équivalents d'eau.

Flacon n° 3, *eau à détacher.*

On sait que le nitrate d'argent tache la peau en violet ou en noir, et que cette tache ne disparaît qu'avec la chute de l'épiderme. On sait aussi que ces taches s'effacent avec la plus grande facilité lorsqu'on les lave avec une solution d'iodure de potassium, sel inoffensif. Nous avons reconnu que le flacon n° 3 de B... destiné à cet usage n'était autre chose qu'une solution de *cyanure de potassium*, un des poisons les plus terribles que l'on connaisse et dont l'application même à l'extérieur peut présenter de graves dangers.

Pour doser le cyanure de potassium contenu dans ce liquide, nous avons pris 8,5 de liqueur qui a été étendue d'eau de manière à porter la quantité de liquide à 50^{cc}; nous avons pris 10^{cc} de cette liqueur, nous l'avons additionnée d'une petite quantité d'une solution de chlorure de sodium, et nous avons versé dans le mélange une solution titrée de nitrate d'argent au millième, jusqu'à ce que le précipité blanc fût persistant ; on sait que dans ce procédé de dosage du cyanogène, qui est dû à M. Liebig, chaque équivalent d'argent employé correspond à 2 équivalents de cyanogène, puisqu'il se forme un cyanure double de potassium et d'argent représenté par $CyK,CyAg$. Nous avons reconnu que les 10^{cc} de liqueur sur laquelle nous opérions absorbaient 0,0044 d'azotate d'argent, soit pour 100 de liqueur 0,26 d'azotate d'argent qui correspondent à 0,258 de cyanure de potassium. Il est important de se rappeler que les 10^{cc} de liqueur sur lesquels nous avons opéré ne représentent que le 1/5 de la solution n° 3, puisque les 8,5 pris ont été étendus d'eau jusqu'à 50^{cc}.

4° *Teinture américaine pour la barbe, par G. S...*

Dans une boîte de carton nous trouvons trois flacons et une brosse.

Le flacon n° 1 contient environ 35 grammes d'une liqueur jaunâtre, d'une odeur alcoolique, d'une saveur astringente, précipitant en noir les sels de fer, mais ne précipitant pas la solution de gélatine, et donnant un beau précipité bleu avec l'eau de baryte ; ce flacon contient donc une solution alcoolique d'*acide gallique*.

Flacon n° 2. Ce flacon contient environ 15 grammes d'une liqueur épaisse, d'un brun noirâtre, dans laquelle se forme à la longue un précipité un peu gluant ; la liqueur possède une odeur fortement ammoniacale ; l'analyse démontre que ce liquide est formé d'azotate d'argent ammoniacal, associé à une matière organique dénaturée en partie par le contact du nitrate d'argent.

7,5 de liqueur donnent par l'acide chlorhydrique un précipité qui, étant lavé et séché, pèse 0,55, correspondant à
9 pour 100 d'azotate d'argent.

Flacon n° 3. Ce flacon contient environ 20 grammes d'une
liqueur d'une couleur jaune fauve, d'une odeur sulfureuse
très prononcée; c'est une solution trisulfure de potassium
dans les proportions suivantes :

Trisulfure de potassium........ 11,7
Eau..................... 88,3

5° *Mélanogène, de D...*

Le mélanogène est annoncé comme n'ayant aucune action
nuisible sur la santé ; il teint instantanément les cheveux et
la barbe en châtain, brun et noir, *sans colorer l'épiderme.*
Nous allons voir qu'il ne diffère en rien du liquide précédent.

Dans une boîte de carton, sous forme d'étui, nous trouvons
deux flacons : le n° 2 est bouché à l'émeri.

Flacon n° 1. Ce flacon renferme une solution alcoolique
d'acide gallique.

Le flacon n° 2 contient une solution de nitrate d'argent
ammoniacal avec une matière organique (probablement de
l'acide pyrogallique).

6 grammes de liqueur donnent 0,35 de chlorure d'argent,
soit 7,3 d'azotate d'argent pour 100.

6° *Sélénite perfectionnée pour teindre les cheveux*, etc., de M...

Le prospectus qui fait connaître la sélénite, annonce que
ce liquide donne aux cheveux et aux moustaches la teinte que
l'on désire obtenir ; elle a de plus le précieux avantage, toujours d'après le prospectus, de n'exercer aucune action sur la
peau ; il n'y a pas moins de sept espèces de Sélénites dési-
gnées par les lettres alphabétiques depuis A jusqu'à G inclu-
sivement.

La liqueur est contenue dans un flacon de 125 grammes, renfermé lui-même dans une boîte de carton.

La liqueur est incolore, d'une consistance mucilagineuse, son odeur est aigrelette, sa saveur et la réaction sont faiblement alcalines, au fond du verre il y a un précipité blanc abondant.

L'analyse constate qu'outre le principe mucilagineux, la liqueur tient en solution de l'acétate de soude, et que le précipité est formé de carbonate de plomb; par l'analyse quantitative nous trouvons :

Carbonate de plomb, carbonate et nitrate de soude.   30
Eau..   70

7° Chromacome, de W...

Le prospectus nous apprend que **M. W...** ayant remarqué que toutes les dames chinoises avaient des cheveux d'un noir admirable, put se convaincre que le chromacome n'est composé que du suc de *végétaux inoffensifs*, qualité qui doit être appréciée par les personnes qui, jusqu'à ce jour, n'ont pu trouver que des compositions plus ou moins nuisibles. Voici ce que c'est que le chromacome :

Dans une boîte on trouve deux flacons bouchés à l'émeri.

L'analyse démontre que le flacon n° 1 renferme une solution alcoolique d'acide pyrogallique.

Le n° 2 contient du nitrate d'argent ammoniacal avec une matière organique (acide pyrogallique).

12 grammes de liqueur fournissent 1,20 de chlorure d'argent, par conséquent la liqueur est ainsi composée :

Nitrate d'argent..........................   12,00
Eau, ammoniaque et matière organique........   88,00

Ajoutons que le chromacome est accompagné de certificats de trois docteurs en médecine, appartenant à la fameuse *Société des sciences industrielles.*

8° *Teinture végétale, de M…*

La première adoptée par les feuilles médicales et les premiers chimistes de Paris, dit le prospectus ; cette prétendue teinture végétale est encore du nitrate d'argent ammoniacal, et le *réactif de la teinture* n° 2, une solution de sulfure de sodium.

Le flacon n° 1 renferme une solution alcoolique d'acide pyrogallique.

7,5 du n° 2 traités par l'acide chlorhydrique ont donné 0,65 de chlorure d'argent correspondant à 0,79 d'azotate, soit pour 100 :

Azotate d'argent....... 8,31
Eau et ammoniaque..... 91,69

9° *Eau tonique, de C…*

Cette eau n'est pas annoncée comme ayant la propriété de noircir les cheveux, mais seulement de les fortifier ; elle ne renferme aucune substance minérale ; c'est un liquide trouble, brunâtre, renfermant du tannin aromatisé par une essence d'hespéridée ; elle ne renferme pas de quinine comme on l'avait supposé ; si elle n'a pas d'autre mérite, on ne peut du moins lui contester celui de ne pas être dangereuse ; cependant elle nous a paru légèrement irritante.

10° *Eau D…, lotion orientale.*

Cette eau ne renferme aucune substance minérale, et nous lui contestons les propriétés qu'on lui attribue : elle nous paraît formée d'une solution de tannate d'ammoniaque en partie décomposé, car il s'y forme bientôt un dépôt léger.

11° *Eau égyptienne, de P…*

C'est une solution de nitrate d'argent dans les proportions suivantes :

Azotate d'argent........ 3,88
Eau................. 96,12

12° *Eau du mont Blanc.*

Le flacon n° 1 contient une solution de nitrate d'argent ammoniacal; 9,5 donnent 0,20 de chlorure d'argent correspondant à 0,243 de nitrate, soit pour 100 :

Azotate d'argent......... 2,55
Eau et ammoniaque...... 97,45

Le n° 2 est un composé d'une solution de sulfure de sodium; 1 gramme de solution absorbe 8cc de liqueur sulfurométrique; elle est donc composée ainsi :

Sulfure de sodium anhydre.. 4,8
Eau.................... 95,2

Nous avons examiné encore un certain nombre de liqueurs vantées pour teindre les cheveux; nous avons toujours trouvé du nitrate d'argent pur ou du nitrate d'argent ammoniacal, employés simultanément avec les sulfures solubles ou les acides gallique et pyrogallique.

13° *Eau de Bahama.*

Il suffit d'examiner plusieurs échantillons de cette eau pour être convaincu qu'elle varie dans sa composition. En effet, le dépôt de soufre que l'on y trouve est plus ou moins abondant, mais quelquefois aussi ce dépôt est tout à fait noir. Cette coloration est due à la formation du sulfure de plomb. L'analyse démontre que l'eau de Bahama n'est autre chose que de l'eau aromatisée par l'essence d'anis, et tenant en solution de l'acétate de plomb, et du soufre en suspension ; elle contient par conséquent les mêmes éléments que l'*eau de la Floride*, avec cette différence que la rose est remplacée par l'anis. L'analyse quantitative a démontré que l'eau de Bahama renfermait pour 100 :

Fleur de soufre................... 2,52 (variable)
Acétate neutre de plomb anhydre...... 0,75
Eau aromatisée par l'essence d'anis.... 96,75

Nous l'avons déjà dit, la vente de ces substances est en opposition formelle avec les lois et règlements qui régissent la vente des substances vénéneuses ; il nous resterait à démontrer que ces solutions, employées sans précautions, peuvent produire des accidents qui se manifestent presque toujours par des céphalalgies intenses. Nous connaissons une dame qui a éprouvé des accidents saturnins bien caractérisés ; nous avons eu à notre service une femme âgée de cinquante ans environ, qui était prise de maux de tête très douloureux tous les samedis soir, qui se prolongeaient souvent pendant toute la journée du dimanche. Avant d'avoir recours aux antipériodiques, dont l'emploi, au premier abord, paraissait indiqué, nous voulûmes avoir des renseignements sur les antécédents, et nous obtînmes l'aveu que l'apparition de ces prétendues migraines coïncidait avec l'usage d'une liqueur destinée à teindre les cheveux, et qui n'était autre chose qu'une solution de *nitrate* d'argent.

Nous avons peu de chose à dire sur les substances auxquelles on attribue la propriété de faire pousser les cheveux ; nous ne nions pas que certaines matières toniques ne puissent donner plus de force et de vitalité au bulbe chevelu, mais nous ferons remarquer que certaines pommades employées dans ce but, et notamment celle dont la formule est attribuée à Dupuytren, présentent quelquefois des inconvénients ; les cantharides, qu'on y ajoute souvent en trop forte proportion, déterminent assez fréquemment des éruptions vésiculeuses extrêmement douloureuses, qui deviennent le point de départ, la première cause d'inflammations chroniques du cuir chevelu.

ÉPILATOIRES.

Nous avons dit ailleurs qu'il était souvent question de l'épilation dans les auteurs latins ; elle s'étendait à toutes les parties du corps. Athénée indique jusqu'à quel point était poussée cette habitude de l'épilation. « Tous les peuples qui habitent vers l'occident épilent leur corps, soit avec la poix, soit par le frottement, et dans l'Étrurie, en particulier, il y a beaucoup de boutiques dans lesquelles des personnes exercées s'acquittent de ces soins comme font chez nous les barbiers. Ceux qui se confient à eux entrent là et se déshabillent sans s'inquiéter ni se déranger lorsqu'il entre quelqu'un. Les Grecs ont adopté cet usage, ainsi que beaucoup de peuples de l'Italie, qui le tiennent des Samnites et des Ménapiens (1). »

Martial résume dans le distique suivant les détails les plus secrets de la toilette d'une courtisane de son temps :

> Psilothro viret, aut acida latet oblita creta :
> Aut legitur pingui terque quaterque faba.

« Thaïs couvre sa peau de *Psilothrum;* elle cache sa figure sous un masque de craie, et applique sur son corps trois ou quatre couches de farine de fèves grasses. »

Nous ne savons rien aujourd'hui sur la nature du *Psilothrum*, du *Dropax*, pas plus que sur celle de l'*Archezostis*, dont parle Pline. Cet auteur signale encore le suc de tithymale préparé avec de l'huile et employé en frictions ; quant au sang et à la cervelle de chauve-souris, au fiel et à la cendre de hérisson dont on se servait comme épilatoires, ils sont aujourd'hui complètement oubliés ; mais l'usage de la poix, signalé par Juvénal, s'est continué de nos jours ; elle entre dans le fameux emplâtre de la calotte, procédé barbare d'épilation qui tend à être abandonné.

---

(1) Athénée, *Les deipnosophistes*, liv. XII, chap. 3 ; docteur Rouyer, *loc. cit.*, p. 134.

Depuis que nous avons lu ce mémoire à l'Académie, nous avons reçu de M. Garnier, médecin à Nice, une lettre dans laquelle il nous dit qu'il a souvent eu l'occasion de constater des accidents saturnins chez des Russes et des Allemands qui habitent Nice l'hiver, et qui font, à ce qu'il paraît, un fréquent usage de l'eau de la Floride.

De nos jours, l'épilation est beaucoup plus répandue qu'on ne le suppose. Le plus souvent, on arrache les cheveux et les poils avec des pinces; d'autres fois, on a recours aux pâtes épilatoires, dans la composition desquelles entrent le trisulfure d'arsenic, la chaux vive, l'amidon, la litharge; le célèbre rusma des Turcs, que les Arabes et les Persans nomment *nourei*, nuret, nûre, est préparé, d'après Félix Plater, avec 8 parties de chaux vive et 1 à 2 parties d'orpiment; on délaye cette poudre dans du blanc d'œuf et de la lessive des savonniers (solution de soude caustique).

La fameuse poudre de *Laforest* est faite avec

Mercure..............	60
Orpiment pulvérisé.....	30
Litharge.............	30
Amidon..............	30

On broie dans un mortier le mercure et l'orpiment, on ajoute ensuite peu à peu la litharge et l'amidon, puis on passe à travers un tamis; pour l'appliquer on en fait une pâte avec de l'eau de savon.

Le trisulfure d'arsenic ou orpiment, préparé par la voie sèche, est insoluble dans l'eau; obtenu par la voie humide, il se dissout en très petite quantité, ou, pour mieux dire, d'après l'observation de M. Decourdemanche, il se transforme au contact de l'eau en acide sulfhydrique et en acide arsénieux; parfaitement pur, il est peu ou point vénéneux, mais associé aux alcalis fixes, il produit de véritables sulfosels solubles, c'est-à-dire que l'orpiment, corps à peu près inerte par lui-même, se transforme, au contact de la chaux, en *acide arsénieux* et en *sulfo-arsénite de sulfure de calcium*, l'un et l'autre solubles et *extrêmement vénéneux*; avec la lessive des savonniers, la réaction que nous venons d'indiquer se produit encore bien plus facilement, et les produits formés sont encore plus dangereux, puisque l'arsénite de soude est soluble, tandis que celui de chaux ne l'est pas. D'un autre côté, il ne faut pas oublier que M. Guibourt a signalé des orpiments qui renferment jusqu'à 94 pour 100 d'acide arsénieux.

Les dangers réels que présentent les poudres épilatoires renfermant de l'orpiment, les accidents graves qu'elles ont souvent occasionnés, ont décidé depuis longtemps les médecins à les abandonner ; on suit plus généralement la formule de M. Félix Boudet, qui est ainsi conçue :

```
Sulfure de sodium cristallisé..  3
Chaux vive en poudre........ 10
Amidon................... 10
```

On délaye cette poudre dans un peu d'eau pour en faire une pâte que l'on applique sur la peau; au bout d'une à deux minutes, on lave avec de l'eau tiède; l'effet est produit. Mal appliquée, cette poudre peut déterminer une vive inflammation avec des pustules, comme le démontre l'observation suivante :

Mademoiselle D..., artiste dramatique, désirant faire disparaître les poils follets de ses bras, s'adressa à madame Chantal, rue Richelieu ; celle-ci appliqua sur la partie à épiler une pâte qui détermina une vive inflammation avec pustules, dont la cicatrisation a laissé des marques indélébiles ; sur la plainte portée par mademoiselle D..., une action judiciaire fut intentée à la femme Chantal, veuve Biche ; nous fûmes chargé d'examiner la poudre et le liquide ayant servi à former la pâte épilatoire; l'analyse démontra que le liquide était formé d'*eau pure*, et que la pâte était un mélange de chaux vive et de sulfure de sodium ; inculpée de blessures par imprudence, la femme Chantal fut condamnée à six jours de prison. Ajoutons que cette condamnation ne l'a pas empêchée de continuer ses annonces mensongères.

SOINS DU VISAGE.

Nous n'avons à nous occuper ici que des divers liquides toxiques employés pour conserver ou produire la fraîcheur du visage et effacer les taches de rousseur, et des fards blancs ou roses.

Disons tout d'abord que l'emploi des substances les plus inertes n'est pas sans inconvénient; c'est ainsi que l'usage habituel du lait virginal, qui est un mélange d'eau pure ou d'eau distillée de roses avec la teinture de benjoin, détermine à la longue la formation à la surface de l'épiderme d'un vernis résineux imperméable qui, tout en cachant sous sa mince couche les marques de rousseur, s'oppose à l'exercice régulier des fonctions de la peau, et peut déterminer des phlegmasies chroniques de l'enveloppe cutanée par suite de l'obstacle apporté à la perspiration.

Plusieurs auteurs, médecins ou hygiénistes, se sont occupés de la question des fards et des liquides destinés à blanchir la peau. Nous citerons en première ligne M. le professeur Chevallier, qu'on est certain de trouver partout où il y a une question d'hygiène à étudier, une réforme utile à réclamer, un progrès à réaliser; dans son mémoire (1), ce savant professeur signale diverses formules dans lesquelles entrent les différentes substances toxiques; parmi ces préparations, nous signalerons la *liqueur de Gowland*, l'*émulsion mercurielle de Duncan* et le *cosmétique de Sœmerling*, préparations toutes faites avec l'émulsion d'amandes amères et douces et avec le bichlorure de mercure. Or il est bien démontré aujourd'hui que l'association de l'émulsion d'amandes amères dans laquelle il se développe de l'acide cyanhydrique avec le sublimé corrosif, détermine la formation du *cyanure de mercure*, dont l'action toxique est de beau-

(1) *Annales d'hygiène*, 1860, t. XIII, p. 89 et suiv.

coup supérieure à celle du sublimé corrosif. Comme analogue de ces préparations, nous signalerons le liquide vendu
sous le nom de *lait antéphélique*, exploité à Paris par une société avec le plus honteux charlatanisme ; nous ne comprenons pas comment un pareil *poison* puisse être annoncé par
les journaux. MM. les journalistes seraient peut-être plus cir-
conspects, si on les poursuivait en complicité toutes les fois
qu'il leur arrive d'annoncer des substances dont la vente par
le public est en contradiction formelle avec la loi ; en effet,
que disent les circulaires ? *Ou ce sont des médicaments, et alors
ils ne sont pas brevetables et ne peuvent pas être annoncés,* ou ce
sont des cosmétiques, et alors on ne doit leur attribuer aucune action thérapeutique. Or, voici en quels termes est conçue l'annonce du lait antéphélique :

« TACHES, BOUTONS, FEUX AU VISAGE.

» Le LAIT ANTÉPHÉLIQUE date de 1849 ; il détruit ou prévient
toute atteinte accidentelle à la pureté ou à l'éclat du teint,
éphélides (taches de rousseur, son, lentilles, marque de gros-
sesse), hâle, rougeurs, efflorescences, boutons, rugosités, etc. ;
préserve des *piqûres d'insectes* ou en *neutralise le venin,* donne
et conserve à la peau du visage pureté, fraîcheur et clarté.
Prix du flacon : 5 francs. »

Le lait antéphélique est un liquide transparent, devenant
opaque par l'agitation, et laissant déposer par le repos une
poudre blanche. L'analyse nous a démontré dans le liquide
la présence du *bichlorure de mercure,* de l'*oxyde de plomb
hydraté,* du camphre et de l'acide sulfurique. Chacun de ces
principes étant dosés, nous avons trouvé dans un flacon de
128 grammes :

Sublimé corrosif........   1,075
Oxyde de plomb hydraté...   4,010 (1)
Eau.................... 122,715
Camphe et acide sulfurique. traces

(1) On nous a assuré que l'on avait trouvé de l'oxyde de zinc dans le lait

Si un pharmacien livrait sans ordonnance un pareil mélange, et qu'il en résultât des accidents, il serait passible d'une amende dont le maximum va jusqu'à 3000 francs, et d'un emprisonnement de deux mois à six mois. Nous demandons s'il est juste de laisser annoncer et vendre de pareils poisons, lorsqu'on exige du pharmacien des études longues et dispendieuses, et qu'il lui incombe une aussi grande responsabilité ; empêcher de pareils abus, ce n'est pas seulement faire acte de bonne administration, c'est un acte de justice (1).

Dans son mémoire sur les cosmétiques, M. le professeur Chevallier signale le mélange de la poudre d'albâtre avec certaines pommades ; il considère avec juste raison cette pratique *comme un vol.* Nous voulons signaler ici un vol du même genre ; il consiste à mélanger à la poudre de riz, dont les dames font un si fréquent usage, des poudres minérales, inertes il est vrai, mais qui coûtent moins cher que la poudre de riz et augmentent le poids de celle-ci. L'expérience nous a démontré que la poudre de riz de bonne qualité ne doit pas laisser plus de 3 pour 100 de cendres ; or, voici les résultats de nos recherches :

Poudre de riz n° 1. Poudre de riz. 77,334
                 Talc........ 22,666

—   n° 2, est formée de poudre de riz et d'un peu de sulfate de chaux, environ 3 pour 100.

—   n° 3. Poudre de riz. 80
                 Talc........ 20

—   n° 4. Poudre de riz pure, laissant 2,17 pour 100 de cendres.

—   n° 5. Poudre de riz. 90
                 Talc........ 10

—   n° 6. Poudre de riz pure, laissant 2,17 pour 100 de cendres.

antéphélique ; s'il en est ainsi, cela prouve que la composition de ce cosmétique toxique est variable.

(1) Nous devons faire remarquer que, pour qu'un pharmacien soit poursuivi et condamné, il n'est pas nécessaire qu'il y ait eu empoisonnement,

FARDS.

Pline rapporte que les escargots communs, petits, séchés au soleil sur des tuiles, puis pulvérisés et mêlés à la bouillie de fèves, forment un cosmétique qui blanchit et adoucit la peau. Le *lomentum* ou farine de fève servait à effacer les vergetures qui persistent après l'accouchement.

Les poëtes latins parlent des fards ; les blancs étaient préparés avec la craie et la céruse ; les rouges étaient colorés avec le carmin, avec une substance retirée des excréments du crocodile, et, au dire de Pline, avec de la bouse de taureau. Martial parle des femmes qui font usage de la craie et de la céruse :

> Sic, quæ nigrior est cadente morro,
> Cerussata sibi placet Lycoris.

« Lycoris, qui est plus noire qu'une mûre qui tombe de l'arbre, se trouve belle quand elle s'est blanchie avec la céruse (1). » D'ailleurs, il est souvent question, dans Martial, de *cretata fabella*, de *cerussata sabella*, etc.

Le cumin avait la réputation de rendre pâle. La mandragore, entre autres propriétés merveilleuses, avait, au dire de Pline, celle d'effacer les cicatrices du visage ; mais, comme le fait remarquer M. J. Rouyer, cette propriété de la mandragore était aussi illusoire que celles qui lui furent attribuées plus tard (Lafontaine, *la Mandragore*).

Dans son poëme intitulé *Medicamina faciei*, Ovide avait

la vente du poison et la non-inscription de cette vente constituant le délit, il suffit que le fait soit constaté ; au contraire pour les personnes qui vendent des poisons sans aucun droit, il faut qu'il y ait eu des empoisonnements pour que l'on poursuive. Pourquoi cette différence entre l'homme instruit dont la capacité et les connaissances sont garanties par le diplôme et le commerçant ignorant qui trompe le public sur la nature et les propriétés d'un produit qu'il vend à des prix exagérés ?

(1) J. Rouyer, *loc. cit.*

composé un poëme dédié aux femmes ; la majeure partie de cet ouvrage est perdue ; dans ce que l'on connaît, on retrouve des formules de poudres et de fards destinés à blanchir et à adoucir la peau.

Au commencement du XVIII° siècle, l'emploi des fards était très répandu ; plus tard, on ne s'en servait guère que dans les salons et dans les théâtres. Aujourd'hui l'usage tend à se répandre de nouveau, et, lorsqu'on songe que ce n'est pas seulement le visage que l'on enduit de ces poudres malfaisantes, mais encore les mains, les bras et les épaules, on n'est plus surpris des accidents très nombreux qu'elles ont déterminés.

Les fards blancs doivent toutes les propriétés qui les font rechercher à des substances appartenant au règne minéral, quoique la plupart des prospectus annoncent le contraire. Ces fards blancs peuvent être divisés en plusieurs catégories :

1° Les fards blancs non dangereux, qui n'ont d'autre inconvénient que celui que présentent toutes les substances qui s'opposent à la perspiration cutanée : ce sont les blancs de *talc* et de *craie;* mais ils tiennent mal sur la peau, couvrent peu et produisent peu d'illusion.

2° Les *blancs de zinc*, préparés avec l'oxyde, le carbonate, l'oxalate de zinc. Ils ne produisent aucun accident, ne noircissent pas au contact des émanations sulfhydriques ; ils couvrent moins bien que les blancs de plomb ; mais, associés avec certaines substances qui leur donnent du liant et de l'onctuosité, ils peuvent être employés avec succès. Ce sont, à notre avis, les seuls blancs, avec les précédents, dont la vente pût être autorisée.

3° Les *blancs de bismuth*, préparés, soit avec l'oxyde de bismuth, le sous-nitrate ou tout autre sel de bismuth insoluble, ne sont pas vénéneux ; ils couvrent bien et adhèrent parfaitement à la peau, mais ils noircissent au contact des émanations sulfhydriques.

4° Les *blancs de plomb*, connus sous les noms de *blanc*

de théâtre, blanc d'albâtre, etc., sont sans contredit la plus
détestable des préparations ; c'est à eux qu'il faut attribuer les
accidents qui ont été signalés chez les artistes dramatiques,
accidents qui se sont manifestés sous toutes les formes des
affections saturnines, telles que l'encéphalopathie, l'arthralgie,
la paralysie, etc. On en trouvera de nombreux exemples dans
les travaux de M. Chevallier (1) et de M. Fiévée.

En présence de pareils faits, on ne comprend pas comment
la cour impériale a infirmé le jugement du tribunal correc-
tionnel qui avait condamné le sieur F... et la dame D..., chacun
à trois mois de prison et à 500 francs d'amende, pour avoir
vendu des blancs au carbonate de plomb, qui avaient déterminé des accidents très graves chez deux artistes, le sieur D...
et la demoiselle C.... Le jugement de la cour impériale est
basé sur ce que le blanc de plomb n'est pas placé au rang
des substances vénéneuses.

Les fards rouges sont sous quatre formes :

1° Rouge en poudre, 2° rouge en pommade, 3° rouge en crépons,
4° liquides.

Les matières colorantes qui entrent dans la composition de
ces rouges sont le *cinabre*, le *carmin*, la *carthamine*, la matière
colorante du *bois du Brésil*, etc., soit seuls, soit mélangés à
d'autres substances, selon les nuances que l'on veut obtenir.
Les matières colorantes extraites des végétaux ou de la coche·
nille, quoique associées le plus souvent à l'alun ou au carbonate de potasse, ne présentent pas de dangers sérieux; mais
il n'en est pas de même du cinabre ou bisulfure de mercure,
qui enflamme, ternit la peau, et peut donner lieu en outre
à une véritable intoxication mercurielle.

On croit généralement que les préparations insolubles appliquées sur la peau ne sont pas susceptibles d'être absorbées,
tandis que l'expérience démontre que l'acide azoté de la

(1) *Ann. d'hyg. publique*, 1860, t. XIII, p. 97.

sueur, que M. Favre a désigné sous le nom d'acide *sudorique* ou *hydrotique*, est susceptible de former des combinaisons solubles et absorbables avec le plus grand nombre de ces composés insolubles. Le sulfate de plomb lui-même, un des corps les plus insolubles que l'on connaisse, est susceptible d'être absorbé lorsqu'on l'applique sur la peau; les expériences de M. Flandin ne laissent aucun doute à cet égard.

⁄ Nous avons déjà dit que la consommation des fards blancs et rouges était assez restreinte en France , mais l'exportation de ces produits est considérable; les expéditions pour la Turquie, et surtout la Moldavie et la Valachie, dépassent annuellement *deux cent mille grosses de pots*. Ces prétendus pots renferment chacun très peu de matière.⁄

Les femmes en Orient ont l'habitude de se colorer les paupières, les doigts et les ongles avec le *henné* ou *alhenna* et *elhaune* des Arabes: c'est le *Lawsonia inermis*, de la famille des salicariées et de l'octandrie monogynie de Linné. Cet arbrisseau croît dans toute l'Afrique septentrionale, dans l'Arabie, la Perse et les Indes orientales. On cultive dans nos serres le *Lawsonia spinosa* qui, d'après Desfontaines, n'est qu'une variété, ou plutôt un état différent de l'*inermis*.

L'usage du henné remonte à la plus haute antiquité. Les Grecs le nommaient *cypros*, et les Hébreux, *hacopher*. Les femmes en font grand usage, et ne cessent de colorer les ongles de leurs mains et de leurs pieds qu'à la mort de leurs maris. Les expériences de Berthollet et de Descotils, faites en Égypte, ont démontré que les feuilles de henné renferment une matière colorante jaune susceptible d'être appliquée à la teinture. Cette application est faite de nos jours; le henné est astringent et renferme du tannin.

COSMÉTIQUES DE LA BOUCHE.

La plupart des liquides et des pastilles employés pour désinfecter la bouche sont de véritables préparations pharmaceutiques : quelques-unes exigent des connaissances spéciales pour leur préparation; la vente de ces substances par les parfumeurs est en opposition formelle avec la loi sur l'exercice de la pharmacie.

Tout le monde sait que l'eau de Cologne est un alcoolat composé d'essences; mêlée à l'eau, elle blanchit, ce qui est dû à la précipitation des huiles essentielles qui ne sont pas solubles dans l'eau. Mais comme le prix de cet alcoolat est assez élevé, on trouve souvent sur les places publiques et dans les rues de Paris des individus qui vendent, sous le nom d'eau de Cologne, un mélange d'eau alcoolisée, aromatisée avec diverses essences; mais comme ce liquide blanchissait très peu l'eau, et que le public est habitué à voir ce phénomène se produire, on y ajoutait du *sous-acétate de plomb* (1). Il en résulte que cette vente constitue, non-seulement une tromperie sur la nature et la qualité de la marchandise vendue, mais encore une contravention à la loi qui régit la vente des substances vénéneuses. Nous avons eu à constater un véritable empoisonnement produit par cette prétendue eau de Cologne.

Enfin, parmi les cosmétiques de la bouche qui peuvent amener des désordres graves, signalons certaines poudres dentifrices acides qui blanchissent parfaitement les dents, mais qui présentent le très grave inconvénient d'altérer l'émail et d'ulcérer les gencives; la salive étant souvent naturellement acide, il vaudrait mieux combattre cette acidité par des poudres très légèrement alcalines, ou tout au moins neutres. Sous ce rapport, les Anglais comprennent beaucoup mieux que nous l'hygiène de la bouche : chez eux, en effet, les poudres dentifrices sont alcalines ou neutres; en France, elles sont presque toutes acides. D'ailleurs, la nature des poudres dentifrices doit varier, on le comprend, avec l'état

(1) Cette fraude a été signalée depuis longtemps par M. le professeur Chevallier.

de la bouche et les lésions dont cette cavité est le siége ; les personnes prudentes feront toujours bien de consulter un médecin ou un dentiste instruit avant de faire usage de ces poudres.

Si l'on réfléchit aux faits que nous venons d'exposer, on ne peut s'empêcher de remarquer qu'il n'est pas sans intérêt d'appeler l'attention de l'Administration sur les abus que nous venons de signaler. Dans tout ce que nous venons de dire, deux points principaux dominent : le premier, c'est qu'il y a un véritable danger pour la santé publique à laisser vendre sans contrôle, sous le nom de *cosmétiques*, des préparations qui peuvent exercer sur la santé une action des plus nuisibles, et qui, dans certains cas, pourraient devenir des instruments de crime ; en second lieu, l'annonce et la vente de ces préparations constituent une contravention aux lois et règlements qui régissent l'exercice de la médecine et la vente des poisons.

Nous aurions pu multiplier les exemples, citer des pommades auxquelles on attribue la propriété de guérir les maladies de la peau les plus rebelles, pommades qui, en résumé, renferment les préparations dont la thérapeutique indique l'usage dans de pareils cas : il suffit de parcourir la quatrième page des grands journaux pour s'apercevoir de l'empiétement toujours progressif sur l'exercice de la médecine ; il n'est pas de maladie incurable qui n'ait sa panacée vantée par le charlatanisme. A l'appui de ce que nous venons de dire, nous transcrivons une annonce dont nous avons pris copie dans un journal politique ; elle est ainsi conçue : « *Apoplexie : le sachet antiapoplectique Arnoult est le seul préservatif reconnu infaillible contre cette maladie.*—Prix, 12 francs. »

Nous ne pensons pas qu'il soit possible de pousser plus loin le charlatanisme. On ne peut pas objecter qu'il est impossible d'apporter des entraves au commerce et à l'industrie ; la loi doit être égale pour tous : elle condamne un pharmacien qui annonce un remède secret, et qui vend des substances toxiques sans ordonnance ; pourquoi l'impunité serait-elle accordée à des personnes qui ajoutent, aux délits d'annonce et de vente de remèdes secrets et de substances vénéneuses, l'exercice illégal de la médecine et de la pharmacie.

La loi de germinal an XI, les lois subséquentes, défendent d'afficher sur les murs la vente de médicaments secrets ; il a fallu cependant que des préfets et des maires prissent des mesures pour empêcher l'affichage ; mais la loi est muette sur l'annonce dans les journaux, dont on a conclu à tort, à notre avis, que cette annonce était permise. La loi n'a pas voulu certainement commettre une pareille inconséquence ; d'ailleurs il nous paraîtrait injuste qu'elle fût appliquée rigoureusement aux pharmaciens et avec indulgence aux professions qui, sans droit, empiètent sur le débit des médicaments. Nous pourrions dire *dura lex, sed lex :* il n'est pas besoin d'édicter de nouvelles lois, celles que nous possédons suffisent, mais nous en demandons l'équitable application.

Nous ne terminerons pas ces réflexions sans faire remarquer combien il est douloureux et pénible de voir des médecins faire assez peu de cas de leur dignité, pour appuyer de leur nom et de leur savoir de prétendues découvertes, et prôner comme efficaces des préparations qui ne sont rien moins que dangereuses. Nous appelons aussi l'attention de l'autorité sur des sociétés, autorisées ou non, qui décernent des médailles à qui les demande et à qui les paye. Ces récompenses, délivrées par des prétendues sociétés scientifiques ou industrielles prenant le nom d'*académies*, déprécient considérablement les médailles et autres distinctions nationales légitimement acquises. Pour nous résumer sur ce point, il nous paraît indispensable qu'aucune Société scientifique ou industrielle ne puisse être autorisée sans que l'organisation de ses statuts ait été l'objet d'un examen approfondi ; nous voudrions surtout que les administrations ne se fissent pas complices de certains charlatans, en autorisant leurs réunions périodiques dans les locaux qui appartiennent à ces mêmes administrations.

En commençant ce travail, nous disions qu'à notre avis la censure exercée à l'égard des œuvres littéraires devait également s'appliquer aux prétendus ouvrages de sciences, qui faussent l'esprit public et répandent des notions dangereuses dans leurs principes et dans leurs applications. Nous n'avons pas voulu dire cependant que le danger fût égal des deux côtés ; nous reconnaissons que les poisons de l'âme (pour nous servir de l'expression déjà employée) sont mille fois plus dangereux que les poisons du corps, mais nous pensons que ce n'est pas une raison pour qu'on ne fasse pas tous les efforts pour s'opposer à la diffusion des uns et des autres.

Le mémoire qu'on vient de lire a été renvoyé à une commission composée de MM. Bussy, Tardieu et Trebuchet, qui en a fait le sujet d'un rapport (1) dont voici l'analyse :

« Ce n'est pas la première fois, dit M. Trebuchet, que les *cosmétiques* occupent l'Académie. Si elle compulsait ses archives, il lui serait facile de trouver la trace des correspondances officielles et des études sérieuses dont ils ont été l'objet.

» C'est qu'en effet, si, au premier abord, la question des cosmétiques ne paraît avoir qu'un intérêt secondaire, quand surtout on la rapproche de celles qui s'agitent habituellement dans cette enceinte, elle touche cependant trop directement à la santé publique, pour n'avoir pas éveillé votre sollicitude et fixé à diverses époques l'attention des médecins et des hygiénistes. »

M. le rapporteur rappelle, à cette occasion, l'important travail publié en 1860 sur les *cosmétiques*, par M. Chevallier, et inséré dans nos *Annales* (2), ainsi que les opinions émises par MM. Trousseau,

(1) Séance du 3 juin 1862 (voy. *Bulletin de l'Académie*, t. XXVII, p. 865).

(2) Tome XIII, 2e série, p. 89 et suiv.

Tardieu (1), Michel Lévy (2) et Boudet, sur les dangers inhérents à l'usage de certaines préparations de ce genre, contenant des composés plombiques, mercuriels ou arsenicaux.

Il fait ensuite l'analyse du mémoire de M. Reveil, et il termine en montrant que, sans recourir à des lois nouvelles, l'autorité est suffisamment armée pour arrêter les progrès d'un mal qui va toujours croissant.

« En effet, dit-il, toutes les fois qu'un cosmétique est annoncé comme ayant des propriétés médicamenteuses ou seulement prophylactiques, toutes les fois qu'il paraît dissimuler un remède secret, il tombe sous l'application de la loi du 21 germinal an XI, concernant l'exercice de la pharmacie. Les instructions nombreuses de M. le ministre du commerce, adressées aux préfets des départements, sont formelles à cet égard, et ont tracé la marche à suivre pour poursuivre les contraventions. Si le cosmétique ne constitue qu'une simple préparation, n'ayant rien de médicamenteux, il peut encore être saisi dans deux cas bien déterminés : d'abord, s'il renferme des substances nuisibles à la santé; en second lieu, s'il ne contient pas les substances indiquées pour sa préparation. Dans ce dernier cas, il y a tromperie sur la nature de la marchandise vendue, et alors, comme dans le premier, l'annonce rentre sous l'application de la loi des 27 mars, — 1ᵉʳ avril 1851, combinée avec l'art. 423 du Code pénal.

» L'administration peut enfin, comme mesure préventive, interdire l'affichage dans les rues de toute annonce de cosmétiques constituant l'un des délits dont nous venons de parler. Elle peut même, usant du pouvoir discrétionnaire que lui donne la loi du 25 août 1852 sur l'affichage, interdire l'annonce par voie d'affiche de tout cosmétique qui, après examen, paraît avoir de l'inconvénient, de quelque nature qu'il pût être ; c'est ce qui se fait du reste à Paris, où aucune affiche ne peut être placardée sans une autorisation du préfet de police. Cette mesure, exécutée avec une louable sévérité, a produit, jusqu'à ce jour, d'excellents résultats au double point de vue de la morale et de la santé publique. »

M. Trebuchet rappelle que c'est dans les journaux que l'abus des annonces se montre sous les formes les plus variées, et que le charlatanisme met en œuvre les moyens les plus scandaleux pour tromper le public, non-seulement à propos des cosmétiques, mais encore à l'occasion des remèdes secrets, et des substances alimentaires, souvent présentées comme jouissant de propriétés médicamenteuses.

M. le rapporteur se demande pourquoi les journaux ne seraient pas poursuivis pour ces annonces formellement interdites par

(1) *Dictionnaire d'hyg. publique*, 2ᵉ édit. Paris 1862, t. Iᵉʳ, p. 639.
(2) *Traité d'hyg. publique et privée*, 4ᵉ édit. Paris, 1862, t. II, p. 256.

l'art. 36 de la loi du 24 germinal an XI, applicable dans la plupart des cas précités. — Il voudrait que le journal fût poursuivi comme complice de l'annonce mensongère dont on punit l'auteur, et que les personnes honorables nommées dans ces annonces, ainsi que l'Académie, qui s'y trouve trop souvent citée, fissent entendre auprès de qui de droit d'énergiques protestations.

En terminant son rapport, la Commission a proposé à l'Académie de l'envoyer, ainsi que le travail de M. Reveil, à M. le ministre de l'agriculture, du commerce et des travaux publics, « en le priant d'examiner si, indépendamment des autres mesures qui peuvent ressortir du mémoire de M. Reveil et des considérations développées au présent rapport, il ne conviendrait pas : 1° de faire visiter de temps en temps les laboratoires et magasins des parfumeurs par les Écoles de pharmacie ou par les Conseils d'hygiène, à l'effet d'y prélever des échantillons de cosmétiques et de les soumettre à l'analyse; 2° d'imposer aux parfumeurs l'obligation d'indiquer sur les étiquettes des cosmétiques qu'ils ne contiennent ni poison, ni autre substance nuisible à la santé. »

Conformément au vote de l'Académie, communication du mémoire de M. Reveil et du rapport de M. Trebuchet a été faite à M. le Ministre, qui a répondu dans les termes suivants :

« ..... En cette matière, les lois répressives sont suffisantes pour protéger le public contre la fraude ou contre le danger de certaines préparations nuisibles. Des mesures préventives, notamment un service d'inspection spéciale, ne tendraient qu'à multiplier les occasions d'intervention dans les affaires privées, et c'est là une tendance à laquelle l'Administration ne saurait adhérer. » (Séance du 9 septembre 1862.)

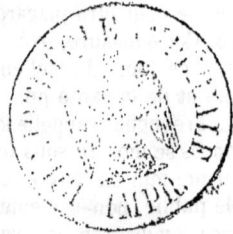

Paris. — Imprimerie de L. MARTINET, rue Mignon, 2.

www.ingramcontent.com/pod-product-compliance
Lightning Source LLC
Chambersburg PA
CBHW032312210326
41520CB00047B/3046